Hôtel et Villa MATTHIS

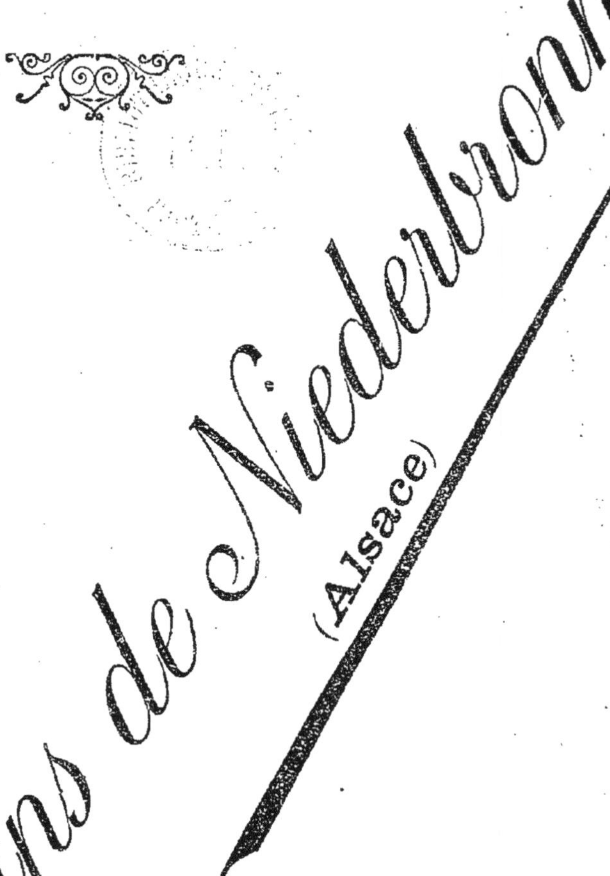

Hôtel et Villa MATTHIS

de la Garde de l'honneur

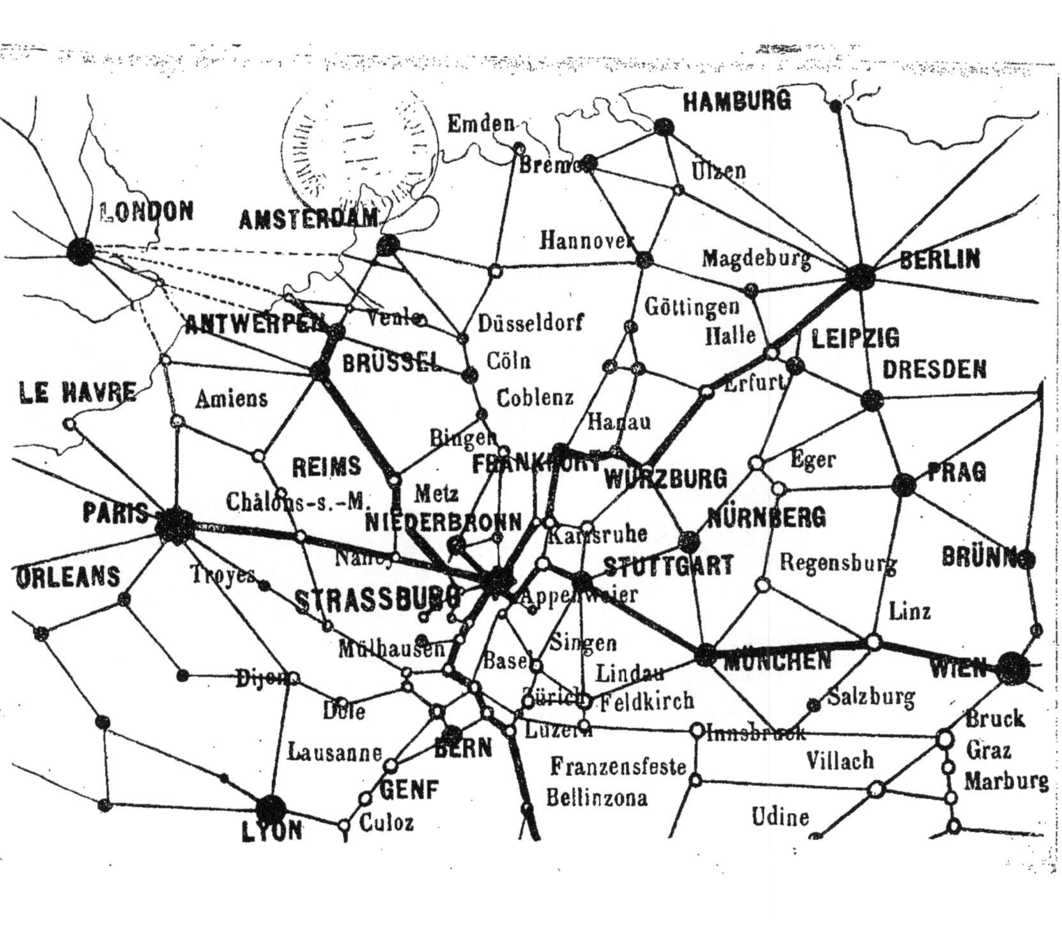

HAMBURG
Emden
Bremen
Ulzen
LONDON
AMSTERDAM
Hannover
Magdeburg
BERLIN
Venlo
Düsseldorf
Göttingen
ANTWERPEN
Halle
LEIPZIG
BRÜSSEL
Cöln
Erfurt
DRESDEN
LE HAVRE
Amiens
Coblenz
Hanau
Bingen
Eger
REIMS
FRANKFURT
WÜRZBURG
PRAG
Châlons-s.-M.
Metz
PARIS
NIEDERBRONN
NÜRNBERG
BRÜNN
Karlsruhe
ORLEANS
Troyes
Nancy
STUTTGART
Regensburg
STRASSBURG
Appenweier
Linz
Mülhausen
Singen
MÜNCHEN
WIEN
Dijon
Basel
Lindau
Salzburg
Dole
Zürich
Feldkirch
Bruck
Luzern
Innsbruck
Graz
Lausanne
BERN
Franzensfeste
Villach
Marburg
GENF
Bellinzona
LYON
Culoz
Udine

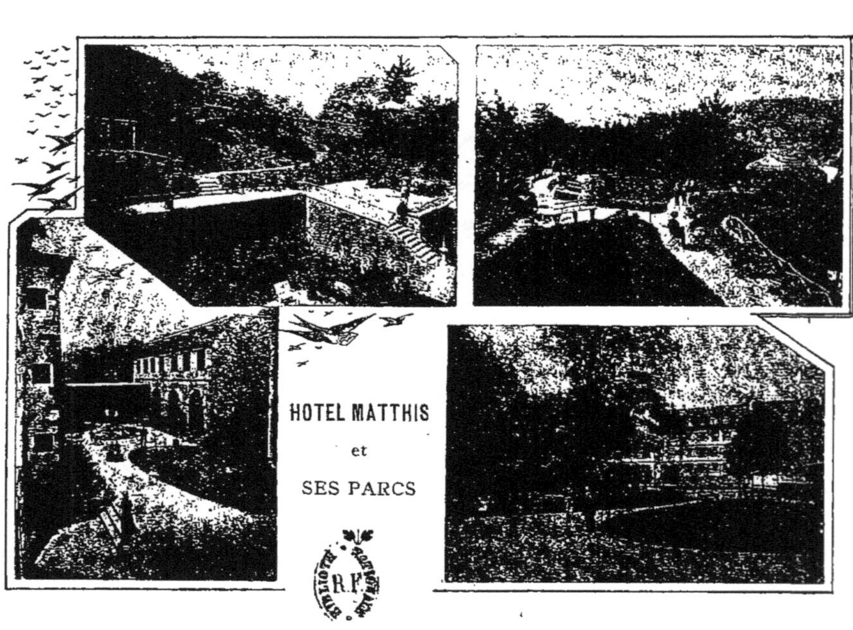

HOTEL MATTHIS
et
SES PARCS

NIEDERBRONN

(ALSACE)

SES BAINS

ET

SES ENVIRONS

Correspondances des Chemins de fer.

Omnibus de l'hôtel à tous les trains.

Changement de train à Haguenau.

1º de Strasbourg en 1 heure ¹/₂
2º » Bâle » 5 heures par Mulhouse — Schlestadt — Strasbourg.
3º » Nancy » 6 » par Avricourt — Vendenheim —
4º » Karlsruhe » 3 » par Rastadt—Haguenau.
5º » Francfort s /M. » 5 » par Mayence —Wissembourg — Haguenau.

Changement de train à Sarreguemines.

6º de Metz en 3 heures.
7º » Paris » 11 » par Pagny-Metz.
par Saaralbe—Sarreguemines.
par Châlons s./M.—Frouard—Nancy.
8º » Londres » 22 » par Ostende—Bruxelles-Metz.

1896

D'après l'analyse du laboratoire de l'Université de Strasbourg, l'eau de la source contient en 10,000 parties :

1º Sulfate de strontiane	. . . .	0.250
2º » » chaux	. . . .	0,697
3º Chlorure de potassium	. . . .	2,187
4º » » sodium	. . . .	30,748
5º » » lithium	. . . .	0,274
6º » d'ammonium	. . . .	0,088
7º » de calcium	. . . .	6,621
8º » » magnésium	. . . .	2,456
9º Bromure » magnésium	. . . .	traces
10º Bicarbonate de chaux	. . . .	3,900
11º » » magnésie	. . . .	0,049
12º » » fer	. . . .	0,104
13º Acide silicique	. . . .	0,135
		47,509
14º Acide carbonique	. . . .	0,794
15º Azote	. . . .	0,328

Traces d'arséniate de fer, de fluorhydrate de chaux, d'acide phosphorique, de brôme et de manganèse.

L'eau de Niederbronn est administrée en boisson, en bains et en douches. Son emploi peut être modifié de manière à produire, soit un effet purgatif, soit un effet tonique : elle est employée avec succès dans la dispepsie, caractérisée par l'état muqueux des premières voies, dans la constipation, la pléthore abdominale, les hémorroïdes, dans certaines affections du foie, telles que la congestion et l'inflammation chronique.

Nos thermes se prêtent surtout bien au traitement de la congestion et de l'apoplexie cérébrale, si commune de nos jours.

On retire de bons effets de l'eau dans l'obésité, l'hypocondrie, dans les cas d'absence, d'insuffisance ou d'irrégularité menstruelle.

Sur les pentes méridionales des Vosges, au pied de hautes montagnes, enclavée dans de vertes collines, se trouve à l'entrée du défilé de Bitche la ville de Niederbronn.

NIEDERBRONN

est parmi les stations balnéaires l'une des plus anciennes dont l'histoire fasse mention, ses sources

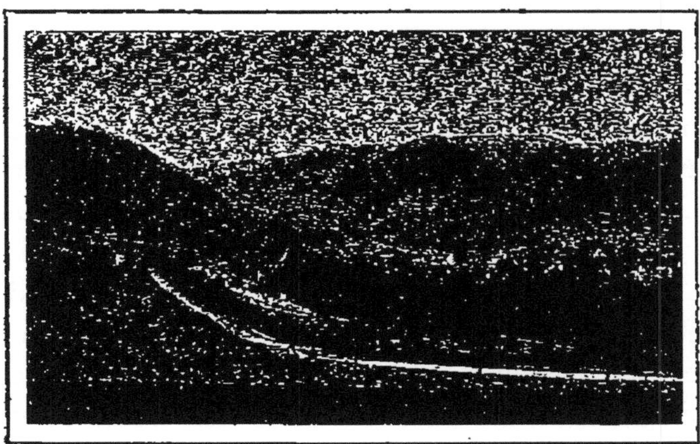

tempérées (+ 18°) étaient déjà connues, visitées et estimées des Romains. Cette preuve fut largement établie en 1592 par un curage que le comte Philippe de Hanau, seigneur de Niederbronn, fit effectuer à cette époque et qui mit à jour plus de 3oo monnaies des divers empereurs, prouvant la présence du peuple-roi dans ces lieux, pendant plus de quatre siècles. Ces monnaies, offrandes à la divinité de la source, témoignent de la gratitude des malades rétablis.

Ce ne sont pas seulement ces nombreuses monnaies qui prouvent l'usage de nos eaux minérales dans l'antiquité; le sous-sol de toute la partie de la ville avoisinant la source contient une quantité d'objets, témoins muets de cette époque, tels que dallage en mosaïque, installations balnéaires avec tuyaux en terre et en plomb, nombre de bas-reliefs, de la poterie, des parties de statues en marbre et en grès, des fûts de colonne, des chapiteaux et l'inscription de la Wasenbourg. Cette quantité d'objets trouvés n'est-elle pas une preuve suffisante de la présence, ici à notre source, de malades dès les premiers siècles de notre ère? Une épaisse couche de cendres et de charbons mêlée de tuiles brisées recouvre ces antiquités, indiquant l'incendie, le saccagement et la ruine pendant les siècles qui suivirent l'écrasement des Romains par les hordes barbares. Au 8ᵉ siècle, quand les races envahissantes se furent établies dans notre pays et que le christianisme eut pris racine, l'histoire reparle d'une « villa Brunon » sise près de la forteresse de Fasenburg. En 133o le landgraf Ulrich vendit sa part du village de « Niderburne » aux dynastes de

Lichtenberg, l'autre partie appartenait aux Ochsenstein; plus tard propriété des comtes de Deux-Ponts-Bitche, la seigneurie passa avec Oberburne à la comtesse Amélie.

Du 16e siècle au 18e la famille de Hanau en resta presque sans interruption propriétaire; en 1764 la seigneurie fut achetée par le baron Jean de Dietrich, dont les descendants, aujourd'hui à la tête d'importantes et florissantes usines et d'immenses forêts, sont les bienfaiteurs du pays.

Le Falkensteinerbach, riche en truites et sortant tout mugissant du col de Bitche, traverse la ville dont la population de plus de 3000 âmes, trouve en partie ses occupations pendant la saison des bains ou en emplois divers dans les nombreux établissements que possède la maison de Dietrich à Niederbronn et dans les environs.

Chef-lieu de canton, siège d'une justice de paix, centre de l'administration des riches forêts qui l'entourent, la ville est propre, avec des rues larges et bien alignées, garnies de belles maisons, deux grandes églises, de nombreux édifices publics, un couvent avec chapelle gothique, une synagogue. Sous peu, elle aura un nouvel hôtel des Postes, le tout encadré de collines surbâties lui donnant un air tout à fait pittoresque.

Le petit ruisseau de la Durschbach, ayant sa source au pied du Wintersberg, si frais ($+10$) et si limpide, a été récemment canalisé et pourvoit la ville et les hôtels d'une eau claire et pure.

Nous souhaitons que les efforts très louables de la municipalité, tendant à doter la ville de la lumière électrique, soient couronnés de succès.

De nombreuses maisons meublées, en partie avec cuisine complète, un choix d'hôtels et de villas, avec installations de bains; des restaurants, cafés, brasseries avec jardins très bien installés, reçoivent avec empressement les étrangers. Toutefois, il y a lieu de mettre en première ligne un nouvel établissement, situé sur la promenade en face de la source, dont le maître d'hôtel et propriétaire, M. Ch. Matthis, a su, pendant de longues années, attirer et maintenir la clientèle à notre ville d'eaux. Avec son nouvel hôtel, il s'est mis à la tête du progrès, et l'hôtel Matthis, édifié à côté du Wauxhall, rivalise par son installation avec les premiers hôtels des plus grandes villes.

On est frappé de l'ingénieuse idée de l'architecte, qui a su transformer une antique demeure en hôtel moderne, changer une colline aride en superbes terrasses reliées avec les étages de l'hôtel, et réunir le comfort à l'agréable.

Les chambres installées avec goût, les salles à manger vastes et bien éclairées, les salons de récréation nombreux et bien situés, l'installation balnéaire des plus minutieuses, font de cet hôtel, un établissement unique dans son genre.

Cet établissement grandiose, et si bien compris dans ses moindres détails, aura, sans nul doute, pour effet de relever le renom de Niederbronn quelque peu terni par l'éclat trop vif des stations balnéaires, ses rivales.

Source (promenade centrale).

La source et le pavillon de la musique, un beau jardin anglais bien entretenu, avec des bosquets om-

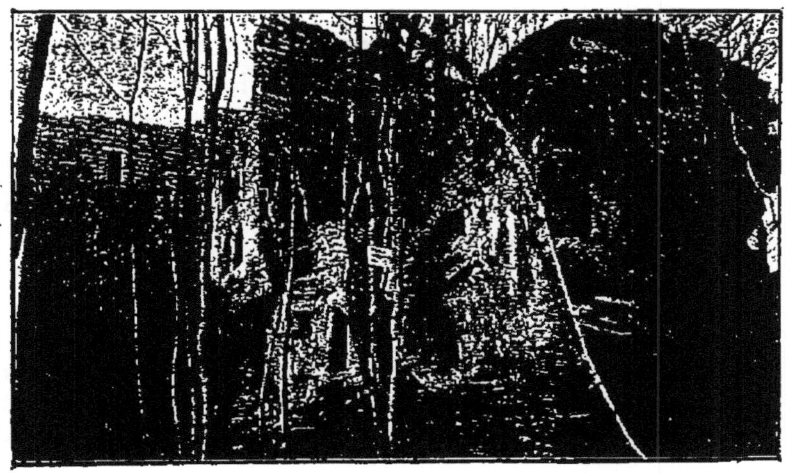

Le château de Wasenbourg.

bragés, et des allées bien fraîches, forment avec la large promenade, et le promenoir couvert, le rendez-vous des baigneurs le matin aux heures de la cure, et aux concerts du soir.

L'administration des bains met un soin tout particulier à l'organisation de concerts, bals et soirées théâtrales. Les excursions en société se font journellement. Pour les exercices du corps une excellente place avec Lawn-tennis, Croquets, se trouve au Herrenberg, à proximité de l'hôtel Matthis.

En venant, fatigué par les exigences de la vie agitée des grandes villes, rechercher ici la santé et le repos, on est très heureux d'y trouver, à côté de tous ces divertissements sains et fortifiants, des bains salutaires et un séjour calme et agréable.

Les environs de Niederbronn sont surtout très riches en vieux châteaux, en antiquités celtiques et en beaux points de vue, en belles vallées, en immenses étangs où se mirent les vieux donjons, et en tant d'autres promenades qui permettent de faire les plus agréables excursions.

Le corps se fortifie, les nerfs se retrempent, l'appétit se relève; en général, on se sent revivre à parcourir ces vastes forêts ombragées et odorantes, à traverser ces vertes prairies où murmure le ruisseau; et si vous gravissez ces montagnes, quel grandiose spectacle s'offre à vos regards quand votre œil plonge dans cet horizon sans fin de montagnes, de vallées, de rochers et d'antiques manoirs? Vers la plaine on voit un pays riche et fertile, semblable à un vaste tapis coloré de toutes nuances, des champs à perte de vue couverts de riches moissons, de vertes prairies et de sombres forêts. L'ensemble forme un tableau reposant corps et esprit.

Citons une série de promenades pour offrir à notre aimable lecteur en quelques pages un court aperçu des beautés de nos environs.

a) **Petites promenades.**

1° Les jardins et terrasses de l'hôtel Matthis.

2° Promenade centrale autour de la source.

3° L'avenue vers Reichshofen.

4° Les pentes ombragées du Herrenberg avec le pré du Lawn-tennis.

5° L'avenue de la gare.

6° Le parc de la famille de Dietrich, gracieusement ouvert aux baigneurs.

7° L'avenue des tilleuls conduisant aux bosquets du Roi de Rome et dans cette direction encore beaucoup d'autres promenades (vallée de la Durschbach aux sources du Nil; Trois-Chênes; Heidenkopf, kiosque et table d'orientation; Meiselstein, maison forestière, etc.).

b) **Courses à pied.**

1. *Niederbronn — A la Wasenbourg* (1 heure).

Au sud-est de la gare, un chemin passant sous la voie, suit une belle allée de tilleuls jusqu'à la lisière de la forêt et de là en 40 minutes par un sentier large, montant insensiblement à travers les bosquets du Roi de Rome, conduit à la ruine. Belle comme architecture, la Wasenbourg est déjà mentionnée dans les annales de l'abbaye de Wissembourg au VIIIe siècle; elle est en conséquence l'une des plus anciennes ruines de notre pays. De la tour très élevée et encore très bien conservée, à laquelle conduit un escalier avec rampes, l'on jouit d'une vue superbe sur l'Alsace.

A l'entrée, au coin nord-est se trouve une inscription romaine taillée dans le rocher. En 1314 le château appartenait à la famille de Born; au commencement du XVe siècle, au Junker Wolff Zorn de Dunzenheim. A la fin du même siècle le château était en ruines. Propriété des comtes de Hanau en 1676, plus tard de la famille de Strahlenheim-Lœwenhaupt d'Oberbronn, forêt et château sont aujourd'hui propriétés de l'État. La descente à Niederbronn se fait en 40 minutes.

2. *Niederbronn — Wasenkœpfel — Arnsburg — Oberbronn.*

Jusqu'à la Wasenbourg, comme il est dit ci-dessus en sortant de la ruine, le chemin à droite sur la crête de la montagne conduit en 50 minutes au Wasenkopf, beau point de vue avec tour-signal, d'où l'on aperçoit la cathédrale de Strasbourg, si le ciel est clair; au nord-est, à une distance d'une heure et demie, cachées par une épaisse forêt, s'élèvent les ruines du château d'Arnsburg, connu aussi sous le nom de Teufelsschloss et renfermant, dit-on, d'immenses trésors. Sur la terrasse du château on a une belle vue sur la vallée de la Zinsel, le château de Lichtenberg, et les montagnes de la Lorraine. Du Wasenkopf 3o minutes

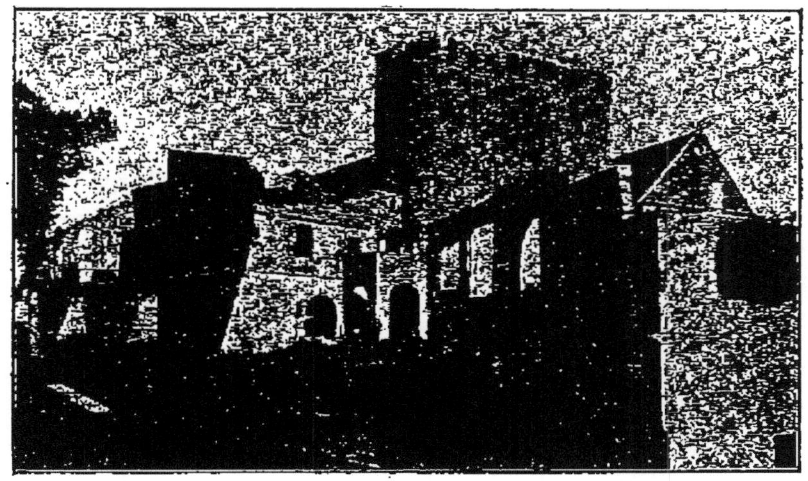

Le château de Lichtenberg.

suffisent en passant par les rochers du Bückelstein, ou par la maison forestière du Daumen, pour descendre à Oberbronn. Un autre chemin, contournant le Wasenköpfel, mène de la Wasenbourg en 35 minutes à Oberbronn, — ce gros village à un cachet original d'antiquité et une excellente situation comme vignoble. Le château qui est aujourd'hui un couvent, fut construit

par les comtes de Westerburg, détruit par les Sué-
dois, reconstruit par les Linange, pris par trahison et
incendié en 1669 par le comte Palatin, relevé de ses
ruines et habité par les familles suédoises de Strahlen-
heim et de Lœwenhaupt.

Le retour à Niederbronn se fait sur l'excellente
route bien ombragée, en 30 minutes ou par la lisière
de la forêt en 1 heure.

3. *Niederbronn — Grand Wintersberg — Lise — Camp celtique.*

La route passe à côté des forges et de l'étang très
poissonneux et pittoresquement situé, avec un petit
îlot planté d'arbres (carte de pêche à la mairie). A
l'entrée de la première vallée, à droite Philémon et
Baucis, un chemin ombragé conduit à travers la
vallée de la Durschbach en $^3/_4$ d'heure jusqu'aux
sources du Nil, ainsi nommées à cause du delta
qu'elles forment. De là on arrive par un excellent
sentier montant insensiblement en 45 minutes à la
tour du Wintersberg, haute de 25 mètres en passant
près du rocher grossièrement sculpté appelé la grosse
Lise. De la plate-forme de la tour l'on jouit d'une
des plus belles vues des Vosges. De tous côtés, l'œil
ne rencontre aucun obstacle, c'est grandiose, c'est
féérique !

Un sentier étroit conduit d'ici, direction sud, en
25 minutes sur le Ziegenberg et en 10 minutes au

camp celtique, lieu ou camp de refuge avec abris sous roche. Une grande enceinte, formée d'énormes blocs superposés, est le seul vestige du temps troublé de l'invasion des barbares. Une grosse pierre pourvue de cannelures, un dolmen dressé vers le sud, servaient aux sacrifices. Du camp celtique, on retourne aux placards indicateurs, pour descendre en 45 minutes à Niederbronn par la vallée du Binsenthal.

4. *Niederbronn — Philippsbourg — Weyerkopf — Windstein.*

Philippsbourg, première station du chemin de fer dans la direction de Bitche, est à 7 kilomètres, 11 minutes en chemin de fer, et à 1 heure et demie à pied sur la route parallèle au ruisseau et à la voie. Non loin de la station de Philippsbourg se trouvent les débris d'un château de chasse du comte Philippe de Hanau, détruit au XVIe siècle.

La tournée de Philippsbourg à Niederbronn demande de bons marcheurs. Traversant le village et suivant le chemin forestier montant à droite, en 45 minutes on atteint la hauteur, traverse l'ancienne frontière entre l'Alsace et la Lorraine, on laisse la Garnfirst à sa gauche, ainsi que le château de Hohenfels (ce dernier se trouve au fond dans la vallée près du village de Dambach) et au bout de 25 minutes de marche, on arrive à la Lise citée plus haut, désignation d'un bloc de grès rouge dans lequel est très grossièrement taillée une figure mythologique, entièrement mutilée.

De là on peut descendre, en 45 minutes, à Niederbronn par le Breitthal ou le Lichteneck.

En continuant la promenade par un sentier en serpentine, au bout de 30 minutes, près d'un banc de repos, l'on jouit d'une vue splendide. Ce même chemin conduit en 25 minutes au Finster- ou Weyerkopf (470 mètres de hauteur), l'un des plus beaux points de vue.

Vers l'est la pittoresque vallée du Jægerthal, le Liebfrauenberg, le champ de bataille. Au delà vers Frœschwiller l'on entrevoit la plaine du Rhin et les montagnes bleuâtres de la Forêt-Noire.

Vers le nord-ouest la jolie vallée de la Schwarzbach avec Dambach-Neunhoffen, le Hohenfels ainsi que les montagnes du Palatinat. Alt- et Neu-Windstein, dont on n'est guère éloigné. Alt-Windstein a été construit au XIIIᵉ siècle par le prieur de Neubourg (couvent disparu et qui était situé dans la forêt de Haguenau), détruit par l'évêque de Strasbourg en 1326, les Eckbrecht de Dürckheim en acquirent une partie en 1347 et le relevèrent; pris et brûlé en 1525 par le duc de Lorraine, il supporta encore plusieurs sièges, mais fut entièrement détruit en 1676. Le nouveau Windstein, moins important, fut construit en 1328 et partagea le sort du château voisin. Les deux châteaux et les vastes forêts appartiennent aujourd'hui à la famille de Dietrich; c'est surtout le château d'Alt-Windstein, entièrement taillé dans le rocher, qui est intéressant. De Windstein l'on arrive en 1 heure et demie à Niederbronn par le Jægerthal. Un chemin plus court passe par l'Ochsenkopf, prolongement du

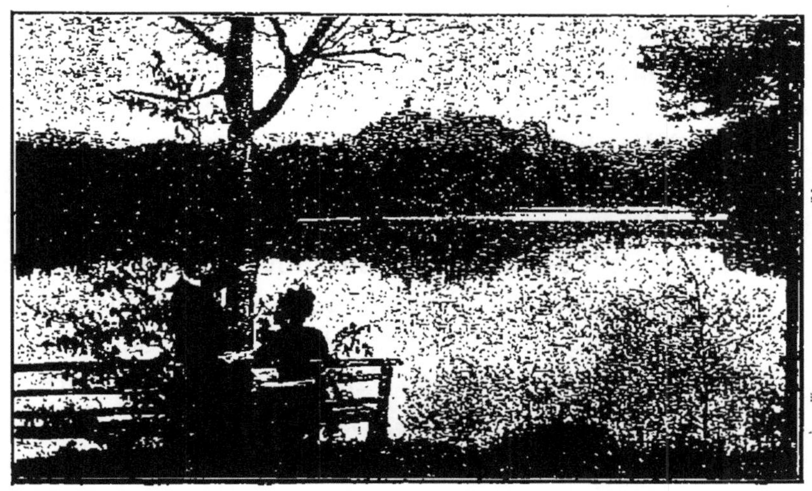

L'Étang de Hanau.

Weyerkopf, par la ferme modèle du Reisackerhof et la maison forestière du Heidenkopf.

5. *Niederbronn — Bannstein — Waldeck — Étang de Hanau — Ruine de Falkenstein — Philippsbourg.*

Bannstein est la 1re station après Philippsbourg et se trouve à 13 kilomètres de Niederbronn; le train

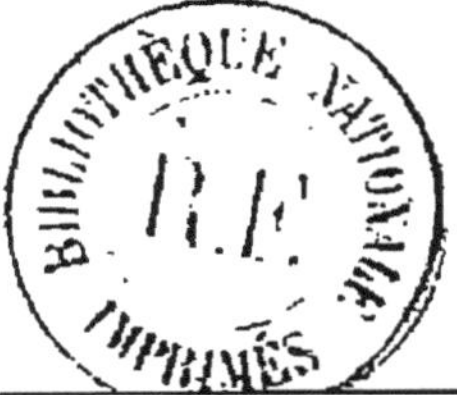

3

parcourt cette distance en 21 minutes, le trajet à pied exige 2 heures.

En quittant la gare de Bannstein l'on redescend vers Niederbronn, au premier embranchement à gauche on prend la vieille route de Hanau, — pierres bornes très curieuses,— au bout de 25 minutes croise-ment de chemin, la route mène à Waldeck et au châ-teau du même nom, vieille tour avec des créneaux. La famille de Waldeck fut dépouillée de ses biens par Louis XIV. La vue du manoir, se mirant dans l'onde noire de l'étang de Hanau, est surtout très intéres-sante. On arrive à cet étang en partant de la bifurca-tion citée plus haut, et en suivant le chemin forestier pendant 15 minutes; il est de toute beauté, mais d'une beauté sauvage; à droite s'élèvent des rochers à pic couverts de noirs sapins, l'eau d'un vert sombre est recouverte de nénuphars. La haute tour du Waldeck avec ses créneaux miroitant dans l'eau forment un tableau saisissant et prêtant à la rêverie. On s'arrache avec peine à cette contemplation pour reprendre sa course, traverser dans toute sa longueur les bords de l'étang de Liesbach, remonter à travers une épaisse forêt et après 35 minutes de marche arriver au Falken-stein, rocher énorme, entièrement miné par le temps et par la main des hommes. Ce château fut construit, en 1120, par le comte Pierre de Falkenstein, dont la famille s'éteignit en 1583; le château était déjà vendu aux comtes de Bitche. Il fut incendié par la foudre en 1566 et ne fut plus relevé. Beaucoup de légendes circulent sur ce château. Sur le rocher inférieur, bien garni de balustrades, l'on jouit d'une vue des plus étendues — Lichtenberg — Waldeck — Bitche — Hohenfels — la Rothenburg — Schœneck — plus loin vers le Palatinat des montagnes, des ruines en nombre et quelle immense mer de forêts, de vallées que l'œil ne peut se rassasier d'admirer! L'intérieur du rocher est entièrement taillé de chambres, de galeries, d'escaliers, etc., etc.

L'heure du train s'avançant, arrachons-nous à cette ruine si intéressante. Un chemin à pente douce très commode, bien ombragé, nous conduira en 45 minutes à la gare de Philippsbourg; 10 minutes plus tard nous débarquerons à Niederbronn.

6. *Niederbronn — Champ de bataille — Wœrth — Frœschwiller — Reichshoffen.*

Les intrépides marcheurs, tenant à visiter le champ de bataille dans tous ses détails, feront bien d'y consacrer une journée entière. Un chemin ombragé conduit en 1 heure au Rauschendwasser, on traverse le ruisseau venant du Jægerthal, le chemin à gauche mène en 10 minutes à Nehweiler, en suivant la route sud et au bout de quelques minutes on est devant les premières tombes des victimes de 1870. Une demi-heure suffit pour atteindre Frœschwiller, on traverse ce village, descend dans 25 minutes à Wœrth. Sur le

chemin on rencontre de nombreuses tombes et surtout le monument français avec la nomenclature des
régiments engagés, dont la visite est très intéressante.
Le champ de bataille est dominé par le monument de
l'empereur Frédéric III, inauguré le 18 octobre dernier. De Wœrth un sentier sur la rive gauche mène
en 3o minutes à Spachbach et de là, en 10 minutes, à la
hauteur de Gunstett, d'où l'on embrasse cet immense
champ de carnage. Laissant Gunstett à gauche, on
tourne à droite vers la route, on passe le pont et
on arrive au bout de 20 minutes à Morsbronn, où eut
lieu la charge héroïque mais meurtrière des cuiras-
siers. Une heure suffit pour aller d'ici à Elsasshausen ;
près de là se trouve la colonne de la victoire et le noyer
de Mac-Mahon. Entre ce hameau et Frœschwiller, sur le
coteau en face, la distance n'est pas grande, mais com-
bien de braves en cette journée sanglante périrent ici !

Visitons Frœschwiller, nom mémorable ! A côté du
temple de la paix se trouve le château des nobles
descendants des Eckbrecht de Dürckheim, dont l'un,
Wolff Eckbrecht, défendit si vaillamment le Windstein,
et un autre, Cuno de Dürckheim, fut le héros d'une des
plus populaires légendes de nos montagnes. Ce château
eut l'honneur de recevoir trois empereurs d'Allemagne.

Une bonne route conduit en 1 heure et demie par
Reichshoffen à Niederbronn, et même en 1 heure en
coupant par la forêt.

La ville basse de Reichshoffen a le cachet du moyen

âge, l'église fut bâtie en 1772 par le baron Jean de Dietrich, seigneur de Reichshoffen. Le château actuel, d'un beau style, fut construit en 1769 par le même et appartient aujourd'hui au comte de Leusse.

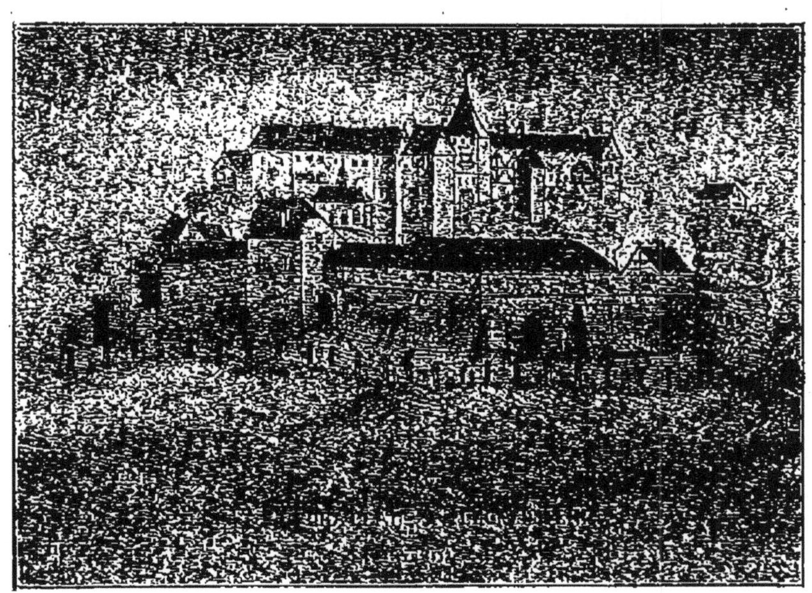

Les tournées à pied, décrites ci-dessus, peuvent en grande partie se faire en voiture, mais ne forment qu'une faible partie des curiosités de nos environs, car dans n'importe quelle direction que l'on veuille se tourner, on traverse de charmantes vallées, d'épaisses forêts au pied de hautes montagnes, dont le sommet est couvert d'un château en ruines, ou d'énormes rochers, dans lesquels on trouve presque toujours des indices de l'activité humaine soit pour des sacrifices soit pour l'habitation. Les sentiers, les routes munies d'indicateurs et bien entretenues, n'occasionnent aucune fatigue, même au touriste peu habitué à la marche, et des bancs de repos se trouvent à tous les points de vue.

Les parties en voiture ne sont pas moins attrayantes. Ne parlons que d'une :

Après avoir traversé le Jægerthal et admiré son château, la vallée du Windstein avec ses deux ruines, une excellente route tournant vers l'ouest, nous fait apercevoir dans le lointain les imposantes ruines du Schœneck — qu'on visite aussi venant du village de Dambach, qui se trouve derrière la montagne à notre gauche — ainsi que le Hohenfels et la Rothenburg. Nous passons au pied du manoir, Windeck, s'élevant au-dessus de son ancienne métairie, dénommé aujourd'hui encore Herrenhof. A droite sur une haute crête, les ruines du castel Wittschlössel, berceau de la famille de Witt. A l'issue d'une longue vallée nous débouchons en face d'un village très pittoresque, Ober-Steinbach. A notre gauche, et semblant barrer la vallée, qui fait communiquer Wissembourg avec Bitche, s'élèvent les ruines aujourd'hui encore imposantes de Luzelhardt, détruit par les Strasbourgeois au XVᵉ siècle. Walther de Géroldseck y fut longtemps maintenu prisonnier. Dans cette vallée nous sommes en plein pays des débris de la chevalerie et des détrousseurs des grandes routes ; derrière le village, pareil à un nid d'aigle, et suspendu au flanc d'énormes rochers, s'élève le repaire nommé Klein-Arnsburg, véritable demeure de ces chevaliers pillards de l'époque terrible des temps de barbarie.

A la sortie sud-est du village, un sentier mène en 15 minutes au Wasgenstein, caché par la sombre forêt, dans un site sauvage et romanesque; on est frappé non seulement par la grandeur des débris de ce château, mais encore plus par sa légende immortalisée par Scheffel dans son poême épique, chantant si bien l'amour, la fuite de Walther et d'Hildegonde, se terminant par le combat homérique, dont ce rocher doit avoir été le théâtre.

De ce château, on peut aller à pied en passant par le Blumenstein avec sa poétique et triste légende et arriver en une heure à Schœnau. En retournant à la route de Steinbach, on passe près de la ruine du Frœnsburg, habitée jadis par deux frères, dont la mort fut si tragique, et sur le pont de la Tannebrück, témoin des luttes entre l'armée de Hoche et les impériaux en 1793. Nous distinguons à notre droite le rocher imposant du Fleckenstein; ce château-fort était autrefois le plus imposant de l'Alsace.)

Non loin de là se trouve la Hohenburg, vue superbe, demeure de Franz von Sickingen et berceau du troubadour guerrier Puller de Hohenburg, puis Lindenschmidt, autre repaire de brigands, et la Wegelnburg, surnommé avec raison le Rigi de ce pays.

Schœnau est atteint en 20 minutes, une chaussée excellente conduit par Lembach, Wœrth et Frœschwiller à Niederbronn.

D'autres promenades en voiture sont tout aussi belles, la vallée du Bærenthal avec le Ramstein, la vallée de la Rothbach avec Lichtenberg comme but — que ce dernier nom réveille de souvenirs, et rappelle les grandes luttes de l'Alsace, et une foule de légendes qui s'y rapportent !

Bitche, cette antique forteresse, s'étant maintenu pendant tant de siècles et ayant soutenu tant de sièges, et que même les engins les plus meurtriers n'ont pu détruire.

Les Vosges septentrionales ne sont pas très élevées ni aussi imposantes que celles du Sud, mais ce qui leur manque en hauteur est compensé par leur charme et en premier lieu par leur richesse en monuments historiques. En contemplant les ruines de ces anciens châteaux dressés sur des rochers escarpés, vestiges d'une époque passée, le voyageur est malgré lui saisi d'un sentiment particulier de respect ! C'est le souffle de l'histoire qui l'accompagne, quand il descend les marches usées, menant aux oubliettes de ces manoirs, et qui l'entoure, quand du haut des créneaux, il contemple monts et vallées ; ce même sentiment l'accompagnera à travers les prés verts et les forêts sombres. C'est là une supériorité que nous contestons aux autres villes d'eaux.

Imprimerie Alsacienne anc^t G. Fischbach, Strasbourg. — 428.

CARTE DES ENVIRONS DE NIEDERBRONN

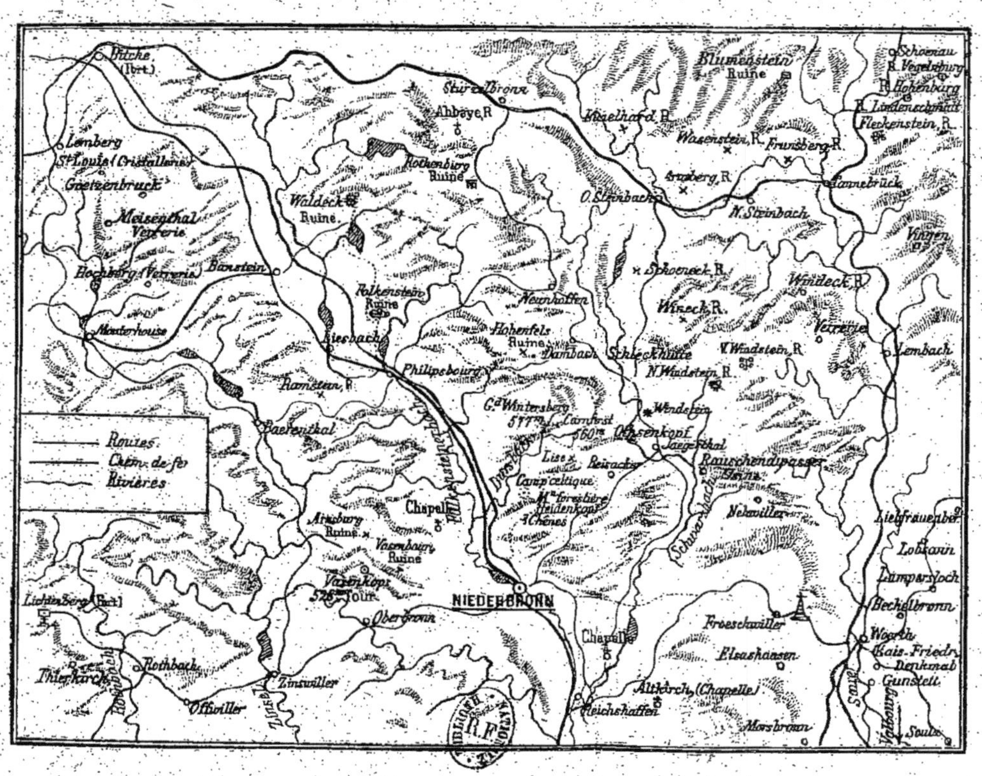